DE LA

FIÈVRE CHARBONNEUSE

ET DES

MOYENS D'EN PRÉSERVER LES ANIMAUX

ET, PAR SUITE, L'HOMME

Conférence faite à Bazas (Gironde), en février 1883, dans une séance publique solennelle du Comice agricole de l'arrondissement;

PAR LE

Dr L. MICÉ

Membre du Comice, ancien Président de la Société d'Agriculture de la Gironde,
professeur à la Faculté de Médecine de Bordeaux.

Extrait du *JOURNAL DE MÉDECINE DE BORDEAUX.*

BORDEAUX
IMPRIMERIE G. GOUNOUILHOU
11 — RUE GUIRAUDE — 11

1883

DE LA

FIÈVRE CHARBONNEUSE

ET DES

MOYENS D'EN PRÉSERVER LES ANIMAUX

ET, PAR SUITE, L'HOMME

La Conférence qui suit a eu lieu dans la grande salle des Écoles de la ville de Bazas. Un public plus nombreux que ne pouvait le faire espérer le temps affreux qui a régné pendant toute la journée, avait répondu à l'appel du Comice. On remarquait dans l'assistance M. le Sous Préfet, M. le Maire, les membres du Bureau du Comice, plusieurs médecins et vétérinaires, quantité de dames. M. Marcel Courrégelongue, secrétaire de la Société d'Agriculture de la Gironde, représentait la Rédaction du principal journal de la localité, et a publié dans *le Glaneur* une analyse fort bien faite de la Conférence.

La séance a été ouverte par M. Alexandre Léon, président, qui a affirmé l'intérêt du sujet, montré l'utilité qu'il y avait à le traiter dans la région, et remercié le conférencier d'avoir répondu à l'appel de ses collègues.

Celui-ci a d'abord signalé l'initiative prise par l'honorable président. Il a adressé ses remerciements à M. le Sous-Préfet, de qui il avait reçu déjà le plus gracieux accueil; à M. le Maire, qui n'avait pas hésité à faire suspendre les cours de l'instituteur pour qu'on pût disposer de la plus vaste salle de la ville; au secrétaire général du Comice, qui avait pourvu à tous les détails de l'organisation; aux journaux de Bazas, qui, sans distinction d'opinions, avaient aidé au succès d'une réunion n'ayant qu'un caractère de haute utilité; aux dames, enfin, à ces auxiliaires ardents de tout groupe généreux qui, s'initiant de plus en plus aux progrès, apportent à leur réalisation la toute-puissance que donne la sagesse quand elle s'unit à la grâce.

Après avoir ainsi acquitté ce qu'il a appelé ses « dettes de cœur », M. Micé a continué en ces termes :

MESDAMES, MESSIEURS,

Je me propose de vous entretenir d'un terrible fléau qui cause tous les ans à l'agriculture française des pertes se traduisant par des millions de francs, et encore, à ce point de vue, la France n'est-elle pas si éprouvée que la Russie par exemple.

Ce fléau ne nuit que trop à l'agriculture girondine. Il est chez nous des régions, le Bas-Médoc, les marais des environs de Bordeaux, qui lui paient en certaines années un important tribut. Notre arrondissement a maille à partir avec lui : tout récemment encore, il a causé la mort de quantité d'animaux dans le canton de Grignols.

Les animaux d'étable ou de bergerie ne sont pas seuls à en éprouver les atteintes : l'homme lui-même, quand sa profession le porte à être en rapport avec les animaux malades ou morts, en est fréquemment atteint, et c'est ainsi que périssent quantité de bergers, de bouchers, de mégissiers, de tanneurs, d'équarrisseurs, de manipulateurs de peaux, de poils ou de cornes.

Le fléau dont il s'agit est celui qu'on connaît sous le nom de *charbon*, de *fièvre charbonneuse*, de *sang de rate* ou simplement *sang* quand il atteint les animaux, sous le nom de *pustule maligne* quand il est par eux transmis à l'espèce humaine.

Si je viens vous faire une Conférence sur cette terrible maladie, ce n'est pas pour le vain plaisir de vous décrire de tristes symptômes, de graves lésions cadavériques, et d'abattre peut-être votre courage en présence d'un danger qui menace votre corps autant que votre bourse. C'est, au contraire, pour relever vos cœurs par cette conviction que la science moderne a eu raison du mal, pour exalter vos esprits et exciter votre patriotisme par la narration des travaux glorieux qui ont conduit à triompher du fléau un homme de génie, un français, l'illustre et vénéré M. Pasteur.

L'histoire du *charbon* vous donnera, du reste, un excellent aperçu de cette lutte pour l'existence, de cette concurrence vitale qui est une loi pour tout être vivant, et elle vous montrera comment les plus petites causes peuvent engendrer parfois les plus grands effets.

Car c'est à un être vivant inférieur, absolument inconnu avant la découverte et même avant le perfectionnement du microscope, qu'est dû le charbon : c'est à sa lutte contre les grands organismes qu'est due la mort quand il l'emporte, la guérison quand il est battu.

Il me paraît avantageux de diviser mon exposé en quatre parties :

Dans la première, nous ferons l'histoire du *charbon*, telle qu'elle était inscrite dans les ouvrages d'il y a une vingtaine d'années, et nous noterons avec soin tous les faits qui alors devaient être considérés comme vraiment extraordinaires ;

Dans la deuxième partie, nous raconterons la découverte de la cause du charbon, œuvre de plusieurs années et de plusieurs observateurs, et, cette cause étant un être vivant inférieur, nous donnerons quelques détails sur le genre de vie et sur les mœurs de cet être;

Dans la troisième, et grâce à la cause signalée, nous ferons sortir du domaine du *merveilleux* tout ce que présentait d'abord d'inexpliqué ou de paraissant inexplicable l'histoire de la maladie;

Dans la quatrième, enfin, nous ferons entrevoir la possibilité de guérir le charbon, et nous donnerons des moyens inoffensifs et sûrs pour préserver les animaux et l'homme de ce redoutable fléau.

§ I. — Histoire ancienne du charbon.

C'est un devoir pour moi, en même temps qu'un acte de reconnaissance, de déclarer que, pour le côté plus particulièrement vétérinaire de la question, je me suis assuré de l'exactitude des faits que je vais alléguer auprès d'un homme des plus compétents, jugé tel par ses pairs eux-mêmes puisqu'ils l'ont nommé président de la Société scientifique et pratique qu'ils ont formée dans la Gironde, auprès de l'honorable M. Duluc.

Il est difficile de peindre la physionomie du charbon, cette maladie présentant des variations d'aspects selon l'espèce et quelquefois selon l'individu sur lequel on la considère. Essayons cependant.

Un animal d'étable ou de bergerie que, dans une récente visite, on avait laissé en bonne santé, offre tout à coup à l'œil du maître un air triste et de l'essoufflement; si on lui offre des aliments, il les refuse; si, soulevant la queue de la main gauche, on lui met un thermomètre sensible dans l'anus, on lui voit offrir, au lieu de la température habituelle de 39°, celle de 40°, 41°, même 42°. Il a la fièvre : du reste, son pouls (qui se tâte aisément au-dessous de la queue) est petit, mais accéléré, et le nombre des mouvements respiratoires est plus grand qu'à l'état normal. Si on écoute au travers de la poitrine, on entend le cœur battre avec précipitation et irrégularité. Les yeux et les naseaux ne tardent pas à s'injecter, la face interne de la lèvre inférieure à offrir des plaques violacées; il survient, en général, des écoulements de sang par les fosses nasales, par l'anus, par les urines, et, pendant cette *période hémorrhagique*, l'animal peut périr tout à coup d'apoplexie foudroyante. Si cet accident n'advient pas, et c'est le cas le plus général, la scène morbide continue : les pupilles se dilatent; l'animal cesse de se tenir debout; il s'affaisse, renverse la tête en arrière, et montre, par la dilatation des naseaux, par l'ouverture de la bouche et par le grand soulèvement des parois de la poitrine, tout le mal qu'il éprouve pour se procurer l'air dont il a besoin; sa température, jusque-là plus élevée qu'à l'état de santé, s'abaisse maintenant; enfin il rend le dernier soupir. Cette terminaison fatale advient 48 heures au plus après le début des symptômes chez les moutons, 5 à 6 jours après le même début chez les animaux de la race bovine.

Ces phénomènes généraux sont parfois les seuls qui se présentent; dans d'autres cas, au contraire, ils sont accompagnés d'un ou de plusieurs gonflements, dits *œdèmes*, à la surface du corps. Mais ces œdèmes ne sont pas ici le phénomène principal, celui qui captive tout d'abord l'attention de l'observateur; de plus, ils ne « crépitent » pas sous les doigts. Ces caractères sont nécessaires pour les distinguer des œdèmes d'une affection voisine, dite *charbon symptomatique*, car ceux-ci ont été, dès le début, le phénomène inquiétant, et, de plus, étant remplis de gaz susceptibles de se déplacer dans la tumeur, ils produisent un bruit particulier sous la pression du doigt, en même temps que la sensation tactile de milliers de minimes bulles passant à la fois au travers de liquides. Ce sont ce bruit et cette sensation tactile qui constituent le phénomène appelé *crépitation*. — Nous laisserons ici complètement de côté le *charbon symptomatique*, qui n'est pas une maladie de notre région.

Si on ouvre le corps des animaux qui ont succombé à la fièvre charbonneuse, on est frappé de la couleur du sang, qui offre dans les artères comme dans les veines la teinte noire qu'il n'a habituellement que dans ces derniers vaisseaux ; ce sang est, en outre, épais et visqueux comme de la gelée de fruits ; on l'a comparé à de la poix noire en fusion ; il communique à tous les organes des nuances sombres ; on dirait que la chair de l'animal est cuite. C'est à cette couleur générale des parties solides et du liquide qui les baigne, qu'est dû le nom de *charbon*. Celui de *sang de rate* vient de ce que, au milieu de tous les organes du ventre (plus ou moins altérés dans leur structure et leur couleur), la rate se distingue comme étant celui qui est le plus atteint : elle est gonflée, irrégulièrement bosselée à sa surface, très foncée en couleur, et, quand on l'incise, on voit que son tissu est transformé en une sorte de bouillie noirâtre.

Il est évident, à la suite des phénomènes que nous venons de noter sur le vivant et sur le cadavre, que *l'animal charbonneux meurt asphyxié, quand il évite l'apoplexie foudroyante*. Notons ces deux faits : la mort par asphyxie ; la mort par apoplexie.

Troisième fait à noter : *son sang est remarquablement visqueux.*

D'autres animaux du troupeau, s'il s'agit de moutons, — d'autres animaux de l'étable, et particulièrement ceux des loges voisines, s'il s'agit de bœufs ou de vaches, — sont généralement atteints à la suite du premier. Est-ce une influence générale, une sorte de *malaria*, qui agit ainsi sur eux, les dominant plus ou moins selon des résistances en rapport avec la vigueur individuelle ? Ou la maladie est-elle contagieuse ? L'expérience va répondre : si on fait venir de loin un mouton en parfaite santé et si, ayant piqué un animal malade ou récemment mort avec une lancette, on plonge la pointe de celle-ci dans la cuisse, l'aine, le bout de l'oreille ou un des naseaux du nouveau venu (tenu d'ailleurs parfaitement à l'écart), on voit, en moins d'un jour, la fièvre s'allumer chez celui-ci, les autres symptômes déjà décrits se montrer aussi, la mort arriver à 48 heures, au plus, du moment de l'inoculation, et le cadavre offrir tous les signes plus haut exposés. Donc, quatrième fait : *le charbon est une affection inoculable par une blessure, comme les venins et les virus*.

Il y a eu, chez le mouton sur lequel on a ainsi inséré le mal et à l'endroit de cette insertion, un de ces gonflements que nous avons dit exister parfois à la surface du corps des animaux charbonneux : c'est une tumeur non crépitante, évoluant parallèlement à la maladie générale. Cette particularité nous fournit même la cause de ces gonflements spéciaux : ils indiquent le point par lequel a eu lieu la contagion. On sait, du reste, depuis longtemps, que l'affection est inoculable, — qu'une mouche, ou mieux, un bourdon, une abeille (insectes munis d'un aiguillon), après avoir piqué un animal atteint du sang de rate ou venant de succomber à cette affection, peut fort bien transmettre le mal à un mouton, à un bœuf, à un homme, s'il vient à le piquer sur un point de la peau, aux lèvres, au pourtour des yeux, à l'orifice des fosses nasales, et c'est pourquoi on donne depuis longtemps le conseil d'enterrer, et d'enterrer profondément les cadavres des animaux ayant succombé à une maladie contagieuse. Mais *comment se fait-il qu'on observe parfois des fièvres charbonneuses sans tumeurs extérieures?* Cinquième fait à expliquer.

Dans les cas de transmission par inoculation expérimentale, c'est-à-dire de transmission à un moment certain, on ne voit pas commencer de suite les phénomènes morbides : une certaine période de calme apparent, dite *période d'incubation,* s'interpose entre l'inoculation et la maladie proprement dite. *Que se passe-t-il pendant cette incubation?* Nous traiterons de ce sixième point.

Quand le « sang de rate » est allé assez loin sur un mouton pour que sa constatation ne fasse l'objet d'aucun doute, il est infiniment rare que l'animal en réchappe. Mais on constate quelques *guérisons* dans l'espèce bovine. *Comment peuvent-elles s'expliquer?* Ce sera là un septième point à éclaircir.

Il est, en Beauce par exemple, des domaines dans lesquels, malgré la précaution d'enfouissement profond que nous avons indiquée, le charbon, qui avait abandonné les troupeaux depuis un temps plus ou moins long, les réenvahit, sans qu'il y ait eu cependant aucune communication entre eux et des troupeaux malades. Voilà encore un fait qui avait tant dérouté les prétendus penseurs qu'ils en étaient venus à ces interventions surnaturelles auxquelles nous avons coutume de recourir dans le but de cacher notre ignorance : ils admettaient l'explication de la peste de La Fontaine :

Mal que le Ciel, en sa fureur,
Inventa pour punir les crimes de la Terre,

et ils appelaient les domaines dont il s'agit des *champs maudits*. Nous aurons à donner la raison de ce nouveau mystère. Et de 8!

Tous les animaux ne sont pas également justiciables de la fièvre charbonneuse : parmi les Quadrupèdes, tous ne sont pas aussi facilement atteints par elle, et *on n'a pu la communiquer aux* animaux des autres groupes (*Oiseaux, Reptiles, Amphibiens* par exemple). Ce sera un neuvième fait à expliquer.

Enfin, dixième source d'étonnement, *la maladie ne récidive pas :* si un individu a pu en réchapper, il en est désormais exempt, dans les conditions ordinaires de la vie des animaux qu'on élève.

§ II. — Découverte de la cause du charbon et Étude de cette cause.

Brauell, de Dorpat, a le premier signalé dans le sang des animaux charbonneux de petits corpuscules cylindriques allongés.

Delafond avait l'habitude de montrer dans ses cours, à Alfort, les corpuscules dont il s'agit, et c'est ainsi que la génération de vétérinaires qui suivait ses leçons il y a quarante ans a pu observer, dans les sangs charbonneux, ce que le professeur appelait *le petit bâtonnet*.

On est resté fort longtemps sans se douter qu'on avait là la cause du charbon. Comment s'imaginer, en effet, qu'un infiniment petit de cet ordre pouvait avoir raison d'un bœuf? On ne voyait donc, en général, dans « les petits bâtonnets » qu'un effet de la maladie.

En 1861, M. Pasteur publie son mémoire sur la fermentation butyrique, phénomène qui advient quand du sucre se trouve en présence de certains corps et qui consiste en un changement de ce sucre, sucre qui devient acide butyrique, c'est-à-dire l'acide principal existant dans le beurre, acide qui devient libre et dont l'odeur se manifeste lorsque le beurre rancit. M. Pasteur prouve que cette transformation est l'œuvre d'un bâtonnet analogue de formes et de dimensions à celui du charbon. — Davaine se demande alors si « le petit bâtonnet » n'est pas cause de la profonde altération du sang qui caractérise la fièvre charbonneuse: il inocule une goutte de sang charbonneux à un animal sain et produit chez celui-ci le charbon.

Mais cette goutte de sang charbonneux contenait autre chose que le bâtonnet : comme celle de tout autre sang, elle avait des globules rouges et blancs; elle pouvait, en outre, recéler un poison soluble. Pour empêcher qu'on pût incriminer ces divers éléments, il fallait en isoler « le petit bâtonnet » et l'inoculer seul. — M. Pasteur venait précisément de tracer les règles de cet isolement des organismes inférieurs; il fallait chercher un liquide, autre que le sang, dans lequel le bâtonnet pût vivre et se multiplier, alors que, dans ce liquide souvent renouvelé, et ensemencé avec une goutte du liquide précédent lors de chaque renouvellement, se détruirait ou arriverait à grand délayage tout autre élément du sang charbonneux.

C'est ce que firent MM. Pasteur et Joubert: ils trouvèrent que l'urine et le bouillon de poule, exactement neutralisés par une dissolution de potasse, sont un bon terrain de culture pour « le petit bâtonnet », et quand, à force de cultures épurantes successives, ils furent arrivés à un parfait isolement de celui-ci, ils inoculèrent à des moutons une goutte du dernier liquide et déterminèrent chez eux une mort prompte, et une mort par le charbon, ainsi que le prouvèrent : 1° les symptômes observés pendant la vie ; 2° les altérations cadavériques notées après la mort ; 3° la microscopie du sang du cadavre (qui montra combien le bâtonnet avait pullulé dans le sang du malade).

Le charbon est donc bien dû à un minime être vivant qui croît et se multiplie dans le sang, à un de ces infiniment petits nous disputant tous les jours l'existence, dont l'importance a été démontrée par M. Pasteur, et dont les germes se rencontrent dans l'air, dans les eaux et sur la plupart des corps solides. Ces infiniment petits sont appelés des *microbes*, et celui du charbon, *petit bâtonnet* de Delafond, a reçu de Davaine le nom de *bactéridie*. Étudions cette bactéridie, grâce aux planches que vous avez sous les yeux et que je dois au talent et à l'amitié de M. Gustave Labat, membre de la Commission des monuments historiques de la Gironde.

Elle se présente dans le sang en filaments cylindriques droits ou un peu articulés, de largeur infiniment moindre que le diamètre des globules, mais plus longs que ces globules car ils ont de $0^{mm}01$ à $0^{mm}05$, selon qu'ils possèdent 1, 2, 3 ou 4 articles. C'est probablement le trouble apporté par la circulation qui empêche les bâtonnets de se développer davantage, car, cultivée dans du bouillon de veau neutralisé par la potasse, ou dans de l'urine traitée de la même façon, et avec les précautions nécessaires pour que rien d'étranger ne vienne la troubler dans son développement, la bactéridie ne tarde pas à former de très longs fils enchevêtrés ressemblant chacun à une fibre de coton vue au microscope.

La bactéridie, dans le sang vivant et dans les liquides de culture, se reproduit par fissiparité, c'est-à-dire par séparation de ses articles, qui, devenus des êtres indépendants, ne tardent pas à s'articuler à leur tour. Elle n'a pas d'autre mode de multiplication dans le sang vivant ou récemment mort. Mais, dans les liquides de culture et surtout dans les points les plus en rapport avec l'air (la chose n'aurait pas lieu dans le vide et au contact de liquides propres à absorber les plus faibles traces d'oxygène), les filaments se peuplent, à l'intérieur, de corpuscules ovoïdes se formant aux dépens du tissu primitif et doués d'un grand pouvoir réfringent, ce qui leur donne un aspect brillant tout particulier; ces corpuscules, que le Dr Koch a le premier signalés, s'isolent peu à peu, et chacun d'eux est susceptible ensuite, quand on le met dans des conditions convenables, de reproduire un bâtonnet ne tardant pas à s'articuler.

Ce deuxième mode de reproduction est, par rapport au premier, ce que le semis des spores d'un champignon supérieur (spores situées dans les tubes ou entre les lames qu'on voit au-dessous de son chapeau) est au *lardage* dans le fumier préparé, de sa moisissure souterraine, moisissure appelée *mycelium ou blanc de champignon.* Il n'y a de différence qu'en ceci, que le mycelium est coupé par le champignonniste, tandis que la bactéridie se coupe toute seule. — Aussi les corpuscules brillants sont-ils appelés les *spores* de la bactéridie.

La fissiparité peut être rapprochée du bouturage des végétaux supérieurs, et on peut encore, bien que les spores ne résultent pas d'une fécondation, comparer la reproduction par spores à la reproduction par graines. — Les spores ont, par exemple, comme les graines, une résistance à la plupart des causes de destruction bien plus grande que l'organe de végétation de l'espèce à laquelle elles appartiennent : alors que les graines conservent leur faculté germinative malgré la dessiccation, une bouture qu'on laisserait dessécher à l'air serait ensuite incapable de prendre; les oiseaux digèrent le fruit du Gui, mais touchent si peu à la graine, que celle-ci, après avoir traversé leur tube digestif, est susceptible de germer si elle tombe sur un arbre convenable et au moment de l'année où lève la plante parasite. De même, les spores des champignons résistent assez à l'appareil digestif pour que M. Boudier, qui croit que plusieurs d'entre elles ont des caractères permettant de distinguer les espèces qui les ont produites, ait pu proposer, en cas d'empoisonnement et à défaut de restes authentiques du repas, de rechercher ces spores dans les matières vomies, dans les matières fécales du malade ou dans le contenu des viscères du cadavre s'il y a eu décès. — On a trouvé aussi que les spores de la bactéridie résistent à l'acide sulfurique étendu et aux alcalis, — qu'alors que neuf à dix minutes d'exposition à une température de 54° suffisent à tuer définitivement « le petit bâtonnet », sa spore conserve la faculté germinative à la suite d'une exposition de même durée à une température de 90°, — qu'alors que la bactéridie filamenteuse meurt et se résout en fines granulations inoffensives quand l'air lui manque, ses spores peuvent supporter un séjour prolongé dans l'acide carbonique sans perdre leur faculté germinative.

§ III. — Explication par la bactéridie des faits que nous avons notés en faisant l'histoire du charbon.

Nous avons vu que la bactéridie est bien la cause du charbon, qu'elle explique par conséquent cette affection considérée d'une manière générale. Nous allons voir qu'elle excelle aussi bien à rendre compte des détails que de l'ensemble. Passons donc en revue les faits inexpliqués ou paraissant d'abord inexplicables, que nous avons, dans ce but, consignés sur le tableau.

1° *L'animal charbonneux meurt le plus souvent asphyxié.* — A toutes les époques de son existence la bactéridie a besoin d'air : quand son mycelium végète ou quand ses spores germent, il y a absorption d'oxygène et exhalation d'un volume à peu près égal d'acide carbonique. La bactéridie respire donc comme la plupart des champignons. Elle respire comme nous. Les globules rouges que nous avons déjà signalés dans le sang ont pour mission d'absorber l'oxygène de l'air lorsque le sang passe aux poumons et de le porter ensuite dans tous les organes. Quand la bactéridie est dans le sang et qu'elle passe avec lui aux poumons, il y a donc lutte entre elle et ces globules. Si la quantité des bactéridies est très faible, s'il n'y en a qu'une par exemple qui ait pénétré dans le sang, et si le nombre des globules est énorme (comme il advient chez le bœuf), il pourra se faire que ceux-ci l'emportent et que la maladie ne parvienne pas à s'implanter ou ne dure pas longtemps sur l'animal nouveau. Mais, sur le mouton, la bactéridie triomphe toujours, et tout animal charbonneux est un animal mort. Il meurt, on le voit, faute d'oxygène, comme s'il avait été étranglé, pendu, étouffé, noyé, mis dans le vide ou porté dans les plus hautes régions de l'atmosphère.

2° *L'animal charbonneux meurt quelquefois d'apoplexie.* — Nous avons dit que les bactéridies sont bien plus longues que ne sont gros les corpuscules normaux du sang ; aussi ne peuvent-elles pas passer par les vaisseaux capillaires quand elles se présentent en travers. Elles diminuent alors la lumière de ces vaisseaux, ce qui facilite l'arrêt d'autres bactéridies et détermine même celui des corpuscules normaux. L'ondée sanguine dilate les vaisseaux derrière le bouchon ainsi constitué; à force de se distendre, ces vaisseaux se rompent, et il y a épanchement dans les canaux ou les tissus voisins. Ainsi s'expliquent les écoulements de sang par les fosses nasales, par l'anus, par les urines, les plaques violacées de la lèvre inférieure. — Si les phénomènes que nous venons d'exposer se produisent dans les capillaires cérébraux, il y a alors apoplexie.

3° *Le sang de l'animal charbonneux est tout particulièrement visqueux.* — C'est ainsi que, quand on l'examine au microscope, on voit ses globules non indépendants, mais collés les uns aux autres, comme fondus ensemble et formant de nombreux paquets. C'est à la bactéridie qu'est due cette viscosité : elle sécrète, en effet, un ferment soluble plus ou moins analogue à la pepsine de notre suc gastrique et qui a pour mission de rendre les matériaux azotés du sang assimilables par le champignon. Les globules sont justiciables de ce ferment soluble, à un commencement d'action duquel ils doivent un aspect crénelé tout particulier que présentent la plupart d'entre eux : ils ont éprouvé, de la part de ce produit envoyé par la bactéridie, un commencement de digestion.

On peut démontrer ce que nous disons en filtrant à travers du plâtre un liquide de culture riche en bactéridies, et en faisant agir la liqueur filtrée sur du sang non charbonneux : on ne tarde pas à communiquer à celui-ci la viscosité du sang malade.

L'accolement des globules produit par cette viscosité concourt à l'explication des obstructions capillaires et des hémorrhagies qui en sont la conséquence.

4° *Le charbon est une affection inoculable par une blessure, comme les venins et les virus.* — La blessure met, en effet, une ou des bactéridies en contact avec le sang, ou avec la lymphe (ce qui reviendra bientôt au même puisque la lymphe se déverse dans le sang) : M. Rodet, de Lyon, en inoculant le charbon à des lapins, a presque toujours constaté que les ganglions lymphatiques de la racine du membre piqué étaient engorgés et pleins de bactéridies. J'ai, du reste, vu, il y a quelques mois, à Talais (Bas-Médoc), mon collègue de la Faculté M. Jolyet, récolter un peu de la sérosité trouvée au lieu de la piqûre sur le cadavre d'un mouton rendu charbonneux, et l'habile expérimentateur a fait ensuite périr du charbon, avec cette sérosité, des cochons d'Inde et des lapins, dont le sang a offert des quantités de bactéridies. — Il y a donc, lorsqu'on pratique une blessure à un animal avec un instrument porteur de bactéridies, deux portes d'entrée ouvertes au microbe simultanément ou séparément.

5° *Comment observe-t-on parfois des fièvres charbonneuses sans tumeurs extérieures?* — Je ne parle pas, bien entendu, des œdèmes crépitants du charbon symptomatique, qui est un fléau à part. Je parle des œdèmes sans gaz indiquant le lieu où s'est produite la transmission de la fièvre charbonneuse. Il semble que ceux-ci devraient exister constamment. Mais, outre qu'ils peuvent être peu développés et alors cachés, le charbon peut pénétrer dans l'organisme par le tube digestif. Cette inoculation interne a moins de chances de se produire lorsque les parois de ce tube sont parfaitement intactes; elle est possible cependant; mais la moindre blessure d'un point de ces parois la facilite singulièrement. La preuve en est en ceci que, si l'on donne à des moutons des aliments arrosés de liquides bactéridiens après leur avoir fait manger des plantes plus ou moins épineuses comme des chardons ou de l'ajonc concassé, on communique le charbon à un plus grand nombre d'individus que lorsque les bactéridies, ou plutôt leurs spores (car ce sont elles qui sont dangereuses à avaler vu leur résistance aux acides de l'estomac), ont été ingérées par des moutons ayant bien plus de chances de n'offrir aucune blessure sur le trajet de leur tube digestif.

6° *Calme apparent de la période d'incubation.* — Quelques bactéridies, semées dans le sang chaud d'un animal de grande taille et ayant réussi à s'y fixer et à multiplier, ne produiront d'abord aucun effet sensible, ayant à lutter contre une quantité de globules rouges qui est telle que nous, par exemple, l'espèce humaine, nous en avons cinq milliards par centimètre cube. Mais il n'y a qu'à attendre pour que les rôles soient changés : il a paru à Davaine que c'est 3 heures environ après la libération de chaque article de bactéridie que cet article, complété et étranglé çà et là, se divise en nouveaux tronçons. Chaque bâtonnet fournit 2, 3, 4 fragments; admettons la moyenne 3, et voyons ce que cette multiplication aura produit après quelque temps :

Supposons que l'inoculation ait inséré dans le sang nouveau deux douzaines de bâtonnets (il peut y en avoir bien plus que cela dans une seule goutte de sang charbonneux) :

Après 3 heures, les 24 seront devenus 72;
Après 6 heures.............................. 216;

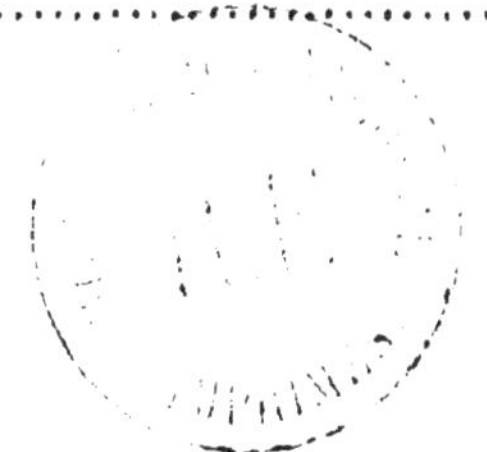

Après 9 heures	648;
Après 12 heures	1,944;
Après 15 heures	5,832;
Après 18 heures	17,496;
Après 21 heures	52,488;
Après 1 jour	157,464;
Après 1 jour et 3 heures	472,392;
Après 1 jour et 6 heures	1,417,176;
Après 1 jour et 9 heures	4,251,528;
Après 1 jour 1/2	12,754,584;
Après 1 jour et 15 heures	38,263,752;
Après 1 jour et 18 heures	114,791,256;
Après 1 jour et 21 heures	344,373,768;
Après 2 fois 24 heures	1,033,121,304.

Ainsi la multiplication n'a produit que 12 millions après 36 heures, mais nous conduit à *un milliard* 12 heures plus tard. Avec cette progression si rapidement croissante vers la fin, on comprend que les évènements se précipitent dans la seconde moitié de la seconde journée; on comprend qu'aucun phénomène n'accompagne la présence de moins de 100,000 bactéridies, que la fièvre s'allume avec 150 ou 200 mille de ces êtres, et qu'ils amènent les symptômes les plus graves et enfin la mort quand ils sont des millions, des dizaines ou des centaines de millions. Dès l'inoculation, et quoique bien portant en apparence, le sujet était voué à une mort fatale, car son ennemi préparait ses légions dans l'ombre et le silence.

La maladie commence donc, en réalité, avec l'implantation, et la période d'incubation n'est que le défaut de symptômes accompagnant les premiers temps de la pullulation du microbe.

7° *Quelle explication peut-on fournir des quelques guérisons constatées sur l'espèce bovine?* — Je ne parle pas, bien entendu, des cas douteux, dont le diagnostic laissait à désirer, mais de ceux qui ont présenté les signes certains de l'infection charbonneuse. Je ne parle pas davantage des cas dans lesquels il y a intervention active de la part de l'homme de l'art. Il ne s'agit d'expliquer, pour le moment, que les « guérisons spontanées ».

La chose n'est pas difficile : ces mêmes hémorrhagies

que nous avons vu déterminer la mort subite lorsqu'elles se produisaient dans les centres nerveux, peuvent être salutaires si elles se montrent, par exemple, dans le tube digestif et ouvrent la porte à une suffisante quantité de sang vicié. L'organisme alors, si son état d'abattement n'a pas encore dépassé certaines limites, peut réagir violemment, à la façon d'un ballon brusquement délesté que « la poussée » enlève, et, dans cette lutte du microbe contre le globule sanguin que réanime l'oxygène, la victoire peut fort bien rester à celui-ci.

Et ce n'est point là une de ces explications en l'air comme en permet pour toutes choses la souplesse de l'esprit humain :

M. Feltz, par des virus peu atténués, a rendu, sans les tuer, des lapins fort malades. Les étudiant pendant la période de diminution des symptômes, il en a vu qui étaient encore charbonneux sans le paraître (je veux dire par là qu'ils avaient si peu de bactéridies que l'inspection du sang ne pouvait les montrer et qu'il fallait, pour en établir l'existence, les multiplier par la culture), alors que d'autres n'étaient plus charbonneux du tout. Les premiers offraient à la surface interne de l'estomac et de l'intestin des taches hémorrhagiques avec amas de bactéridies; les seconds offraient des restes de taches, mais plus de bactéridies.

8° *Champs maudits.* — Voici une étable qui a été envahie par le charbon. Dès les premières atteintes du mal, nous avons éloigné les animaux bien portants et, aussitôt après chaque décès, nous avons profondément enfoui les cadavres et tassé la terre au-dessus. Le fléau disparu, nous avons brûlé les litières et le fumier; nous avons gratté la terre sous-jacente, qui a été emportée au loin, soit exportée, soit intimément mêlée aux terres arables; nous avons repeint les boiseries, badigeonné les murs, pratiqué des fumigations avec le chlorure de chaux légèrement mouillé, et nous n'avons réintégré les animaux restants qu'après tout le temps nécessaire à l'exécution soignée de ces travaux. Tout est rentré dans l'ordre, et voilà qu'après un temps variable (plusieurs jours, quelques mois, un an) le charbon apparaît de nouveau, bien que, nous en sommes sûrs, nos animaux n'aient eu aucune communication avec ceux du dehors.

Que s'est-il donc passé, et quelle est la cause de cette réinvasion? Voici ce que nous ont appris les études de M. Pasteur : Les cadavres charbonneux enfouis étaient accompagnés d'une plus ou moins grande quantité du sang perdu par les naseaux, par l'anus ou par l'urine, et ce sang s'est trouvé là en rapport avec l'air (dont le sol est toujours plus ou moins pénétré); du reste, la putréfaction, par les gaz qu'elle produit à l'intérieur du cadavre, ne tarde pas à faire crever la peau et à mettre aussi en contact avec l'air du sol le sang et les autres liquides riches en bactéridies. Les filaments alors se résolvent bientôt en spores, qui peu après se dégagent de leur intérieur, et ces spores assurent la conservation de l'espèce. Mais comment ces spores remontent-elles de trois et de quatre mètres de profondeur à la surface du sol? M. Pasteur a pensé à attribuer ce retour aux taupes, aux courtilières, à certaines espèces de fourmis et à d'autres animaux souterrains. Parmi ces animaux, il convenait de penser surtout aux vers, friands des cadavres et remontant si souvent après une pluie à la surface du sol. Il a recherché, dans les petits cylindres de terre que forment alors ces vers, — dans ceux, bien entendu, qui s'étaient produits au-dessus de la fosse des cadavres charbonneux, — les spores des bactéridies; il les a trouvées dans la décoction aqueuse de ces cylindres, et avec cette décoction, chauffée à 90° pour stériliser les microbes accompagnant ces spores, il a pu donner le charbon à des lapins et à des cochons d'Inde. M. Feltz, ayant semé des bactéridies sur de la terre de pots de fleurs et y ayant mis des vers (qui se sont enfoncés), a repris ceux-ci quelque temps après, les a lavés jusqu'à ce que l'eau de lavage fût innocente à l'inoculation, et il a pu ensuite, en les écrasant et délayant dans l'eau, ou en les desséchant et pulvérisant, inoculer avec eux des cochons d'Inde qui sont tous morts du charbon

Que des herbivores broutent maintenant l'herbe venue au milieu de ces cylindres ou vers, flairent simplement le sol (comme ont coutume de le faire les moutons), ou le piétinent en répandant ainsi les spores dans l'air, et la moindre blessure existant au tube digestif, aux naseaux ou à la surface des voies respiratoires, servira de porte aux germes pour pénétrer dans l'organisme. Ils sont même assez fins pour entrer sans blessures.

Et tout cela n'est pas de la théorie : M. Pasteur a vu mourir du charbon des moutons auxquels il avait donné à manger des fourrages contaminés par lui de spores bactéridiennes, ou des moutons parqués sur l'emplacement d'une fosse.

— Pour supprimer les « champs maudits », il faudra donc non seulement enfouir profondément les cadavres, mais placer avec eux toute la litière souillée par leurs déjections, et recouvrir le tout, avant de mettre la terre, d'une bonne couche de chaux vive pulvérisée. On sait que le chaulage des grains préserve les futures Graminées des atteintes de la carie ou de la nielle [1], en détruisant les spores qu'une première invasion de ces Champignons avait pu laisser sur les semences. Le chaulage, recommandé pour la première fois à Bordeaux par Tillet, n'a pas tardé à être remplacé par le vitriolage, c'est-à-dire par l'immersion des grains dans une solution de vitriol bleu. Nous conseillons de faire la même substitution en matière de *sang de rate :* dans le laboratoire de M. Pasteur, du reste, on n'a rien trouvé de mieux, pour détruire les spores des bactéridies, qu'une solution de sulfate de cuivre.

Il sera sage, en outre, d'entourer le lieu de l'enfouissement d'une clôture embrassant deux ou trois mètres de plus, dans tous les sens, que l'espace occupé par les cadavres, afin d'empêcher les animaux d'aller paître au dessus des fosses.

La crémation des cadavres, de leurs déjections et de

---

[1] La *nielle* cryptogamique des Céréales s'appelle aussi *charbon :* nous avons évité d'employer ce dernier nom puisqu'il est aussi un de ceux sous lesquels on désigne l'enzootie que nous étudions.

tout ce qui a pu être en contact avec les malades, constituerait un procédé plus sûr; mais ce procédé n'est pas d'une généralisation facile.

Dans les endroits munis d'ateliers d'équarrissage, l'envoi à ces ateliers est à prescrire, car ils emploient aujourd'hui l'ébullition dans l'eau sous pression pour utiliser au mieux les sujets, et cette ébullition à haute température est efficace pour la destruction des germes. Les seuls dangers sont, dans ce cas, les piqûres que se feraient les équarrisseurs et la contagion par l'intermédiaire des mouches, — intermédiaire peut-être direct, mais aussi indirect, les mouches amenant l'ouvrier à se gratter, ce qui le fait s'excorier et s'inoculer par ses ongles sales.

La plupart des « champs maudits » de la Beauce ont disparu depuis l'application des préceptes que nous venons de donner.

9° *On n'a pu communiquer le charbon ni aux Oiseaux, ni aux animaux à sang froid.* — Les meilleures températures pour la pullulation de la bactéridie sont celles de 35 à 38°. Au-dessus de cette dernière la multiplication s'effectue bien plus péniblement, et c'est sans doute pour cela que le charbon ne parvient pas à s'implanter sur les Oiseaux, dont le corps est à 42°. A cette température, le microbe ne peut soutenir « la lutte pour l'existence » avec le globule sanguin : c'est ce dernier qui l'emporte.

Si cette interprétation du phénomène est exacte, nous devrons pouvoir donner le charbon aux poules en les refroidissant, et, en effet, M. Pasteur, en plongeant dans l'eau à 25° les pattes d'une poule inoculée (ce qui la ramène, au bout de peu de temps, à 37 ou 38°), l'a vue mourir en 24 ou 30 heures, et mourir infestée par la bactéridie charbonneuse. Du reste, pour qu'on ne pût pas incriminer le froid, l'illustre savant avait eu soin de mettre à côté des poules inoculées et laissées à leur température, et à côté des poules inoculées et refroidies, des poules refroidies au même degré, mais non inoculées : celles-ci n'ont rien éprouvé de durable. — Si, quand la poule inoculée et refroidie commence à présenter quelques phénomènes morbides, on la retire de l'eau pour la réchauffer, on la voit se rétablir peu à peu. — La fameuse *réceptivité* pour les maladies dont arguaient jadis les médecins, n'était donc qu'un mot : il a suffi, ici, de la soustraction de 4° de température pour la faire apparaître, comme il suffit du retour de ces quelques degrés pour la faire disparaître.

Si le réchauffement du sang des oiseaux nuit à la bactéridie et favorise le globule, c'est l'inverse pour les grenouilles, dont le globule rouge est fait pour fonctionner à basse température, à une température au-dessous de celles qui conviennent le mieux à la reproduction du bâtonnet. Aussi le réchauffement permet-il ici l'implantation du charbon : M. Gibier, en forçant des grenouilles à vivre dans de l'eau à 35-37°, a pu communiquer le charbon, et un charbon mortel, à 5 sur 20 ; 13 sont mortes soit de suite après l'immersion dans l'eau chaude, soit trois ou quatre jours après; 2 ont résisté et au changement de température, et à l'inoculation charbonneuse. Il va sans dire que, pour déclarer que les 5 premières étaient mortes du charbon, on ne s'est pas borné à observer leur sang au microscope : on a inoculé une goutte de ce sang à des cochons d'Inde, qui sont morts en 48 heures avec tous les signes du charbon des Mammifères. Les 5 grenouilles présentaient, du reste, à l'autopsie, divers désordres, et notamment un grand développement du foie.

M. Gibier a été frappé de la longueur considérable des bactéridies dans le sang des Batraciens et croit devoir attribuer ce phénomène à la lenteur de la circulation chez ces animaux. Ce fait cadre avec l'explication que nous avons donnée de la longueur, bien plus grande encore, des filaments dans les liquides de culture, à savoir que la rapidité de la circulation chez les animaux à sang chaud fait briser les bâtonnets ou empêche leur développement.

10° *La maladie ne récidive pas.* — Ce fait a été constaté

par l'observation dans les cas rares où il y a eu guérison dans l'espèce bovine : on n'a pas vu dans la suite de l'existence du sujet la maladie récidiver.

MM. Pasteur et Chamberland l'ont constaté aussi, par la méthode expérimentale, sur des bœufs auxquels ils avaient donné le charbon et qui avaient pu guérir ; une deuxième inoculation a été sans effet.

M. Pasteur a observé le même fait sur des poules guéries par réchauffement : bien qu'il les ait soumises à un nouveau refroidissement après nouvelle inoculation, elles n'ont pu recontracter le charbon.

Deux explications se présentent à l'esprit pour ce défaut de récidive : ou la première végétation bactéridienne a laissé dans le sang une subtance nuisible à l'espèce, ou elle a enlevé de ce sang une substance nécessaire au contraire à cette espèce. C'est à ces deux mêmes explications qu'on a recours, *à priori,* pour arriver à comprendre le défaut de récidive d'une culture fructueuse sur un terrain déterminé.

L'expérience contredit la première hypothèse : si, après avoir cultivé des bactéridies dans du bouillon de poule, on filtre ce bouillon pour l'évaporer ensuite à l'étuve, et si on délaie alors le résidu dans du bouillon nouveau, celui-ci se montre aussi apte que le premier au développement du microbe.

On doit donc croire que, si une deuxième végétation n'est pas possible dans un sang, c'est que la première a enlevé de celui-ci un principe nécessaire à l'existence du champignon, principe que l'alimentation de l'animal est incapable de lui faire récupérer en quantité suffisante.

Mais, dira-t-on, quel est ce principe, et comment la chimie ne le trouve-t-elle pas dans le sang avant la maladie charbonneuse pour ne l'y plus rencontrer après?

Évidemment nous ne donnons là qu'une hypothèse; pour la première fois, nous sortons du domaine des faits. Mais nous tenons à montrer combien cette hypothèse est vraisemblable :

Disons d'abord qu'on découvre encore, de temps en

temps, quelque corps simple nouveau, ou quelques combinaisons organiques se trouvant chez les êtres vivants et dont l'existence avait été méconnue; cette considération permettra de comprendre l'impuissance actuelle de la chimie, d'une science qui, après tout, ne date que d'un siècle;

Mais cette impuissance est peut-être absolue, et, le principe fût-il connu en dehors du sang, sa quantité dans ce liquide pourrait être si minime qu'il échappât à nos moyens d'investigation.

On ne se fait pas l'idée de la sensibilité des êtres vivants à certains agents chimiques, et, pour rester dans le domaine de la classe à laquelle semble appartenir la bactéridie charbonneuse, voyons ce que la culture d'un autre Champignon a appris à un homonyme du professeur de géologie de Bordeaux, à M. Raulin.

Le champignon dont il s'agit, d'ordre relativement élevé, pousse très facilement sur le pain mouillé de vinaigre, sur les tranches de citron, sur les gelées ou marmelades de fruits acides : c'est une moisissure jaunâtre quand elle est jeune, quand elle n'a pas encore de filaments à spores, quand elle est réduite à son mycelium, mais d'un brun foncé quand elle fructifie. Les filaments à spores qui s'élancent alors du mycelium sont simples, c'est-à-dire non ramifiés, comme seraient des asperges naissantes. De ce caractère et de la couleur qui se montre alors viennent les deux noms du champignon : on l'appelle *Aspergillus niger*.

M. Raulin a trouvé mieux que les jus acides pour obtenir un grand rendement par la culture de la plante; à force de tâtonnements il a pu donner la formule d'un liquide nourricier parfait, qui porte son nom. Le *liquide Raulin* contient $\frac{1}{50000}$ de zinc (à l'état de sulfate) : cette proportion de zinc est nécessaire à une bonne végétation de l'*Aspergillus*. Supprimons-la : la récolte du champignon devient aussitôt *le dixième* de ce qu'elle était. Ne la supprimons pas : la première génération d'*Aspergillus* se chargera de le faire, et, si alors nous semons sur le liquide de nouvelles spores (j'allais dire si nous inoculons au liquide de nouvel *Aspergillus*), nous n'aurons plus qu'une végétation chétive ou nulle.

Voilà donc une proportion d'un métal bien connu, qui est presque insensible à l'analyse tant elle est faible, qu'on ne pourrait arriver à bien constater qu'en concentrant le liquide, et qui exerce cependant une énorme influence sur la venue d'un Champignon, — qui, enlevée par une première végétation de celui-ci, n'en permet pas une seconde. Il n'est donc pas impossible de comprendre, par analogie, que l'enlèvement au sang, par une première atteinte de charbon, d'un principe n'y existant qu'en très petite quantité, préserve ce sang d'une deuxième atteinte.

§ IV. — Guérison et Préservation du Charbon.

1° *Est-il possible d'empêcher les effets d'une inoculation charbonneuse?* — Oui, et par des moyens soit physiques, soit chirurgicaux (il en est deux de ce dernier ordre) :

(A) *Moyen physique :* D'après ce que nous avons dit plus haut quand nous avons expliqué l'immunité des Oiseaux, il doit suffire de provoquer, chez l'animal inoculé, une élévation de température, et M. Pasteur, par ce simple procédé, a pu, en effet, préserver des animaux très enclins à la maladie charbonneuse.

(B) *Premier moyen chirurgical :* On peut encore inoculer, de suite après la bactéridie, le *vibrion pyogène*, autre microbe étudié par M. Pasteur et dont le nom rappelle qu'il est, dans l'Organisme, générateur de pus. Si on met peu de ce dernier (ou du liquide le contenant), on superpose les deux maladies, on a un *charbon purulent* ou une *infection purulente charbonneuse*. Mais, si la proportion du vibrion est plus considérable, on peut empêcher l'apparition du charbon, et on n'a pourtant qu'un abcès local, dont la guérison est facile. Cet antagonisme tient à ce que le vibrion pyogène respire comme la bactéridie, et prend aux tissus du point inoculé la petite quantité d'oxygène qu'ils possèdent, n'en laissant pas aux quelques bâtonnets qui l'accompagnent. — Ce premier moyen chirurgical est évidemment peu pratique : il faudrait se trouver, pour se promettre d'en user couramment, dans un laboratoire à microbes isolés de toute espèce, comme le laboratoire de M. Pasteur.

(c) *Deuxième moyen chirurgical :* On peut réussir en pratiquant immédiatement une cautérisation du point inoculé. M. Rodet a démontré, en effet, que l'absorption des bactéridies par les lymphatiques blessés est la règle, l'absorption directe par le sang étant l'exception. Il y a donc une pénétration et un transport lents, au lieu de la terrible rapidité d'infection qui résulterait d'un voiturage par la circulation; on a donc le temps d'agir.

M. Rodet ne s'est pas, du reste, borné à cette raison indirecte; il a expérimenté : Après avoir inoculé le bout de l'oreille à 12 lapins, il a, après un quart d'heure, amputé ce bout à $0^{m}01$ chez 4 d'entre eux, à $0^{m}03$ chez 4 autres, à la base chez les 4 derniers, et il a vu mourir les 4 lapins du premier lot, 3 seulement du deuxième, 1 seul du troisième. Pendant ce quart d'heure, le virus avait donc fort peu cheminé chez les 3 survivants du dernier lot, encore moins chez le survivant du deuxième.

2° *Peut-on espérer de guérir les animaux et l'homme du charbon déclaré?* — Oui, si l'on induit encore de l'*Aspergillus* à la bactéridie. M. Raulin a trouvé, en effet, que l'*Aspergillus niger* cesse brusquement de végéter si, à 1,600,000 parties de son liquide de culture, on ajoute une partie de nitrate d'argent. L'argent est si hostile à cette moisissure qu'elle ne peut pas même commencer à végéter dans un vase de ce métal, bien que la chimie soit impuissante à montrer qu'une partie quelconque de la matière du vase se soit dissoute dans le liquide. Supposons, — dit M. Duclaux, au récent livre duquel, intitulé *Ferments et maladies*, nous avons fait de nombreux emprunts, — supposons que l'*Aspergillus* soit un parasite de l'homme pouvant vivre et se développer dans le sang; il suffirait de $0^{gr}005$ de nitrate d'argent ou d'une quantité équivalente d'un autre sel de ce métal, pour faire disparaître le champignon du corps d'un homme de 60 kilos. Doublons cette dose, pour tenir largement compte d'un poids plus grand pour l'homme et de la quantité du parasite se développant dans la lymphe, — et le centigramme de nitrate d'argent que nous aurons ainsi nous débarrasserait du parasite sans affecter le moins du monde le sujet recevant le médicament.

Il y a donc lieu d'espérer qu'on trouvera, par les cultures artificielles, des agents qui seront, à la fois, à une certaine dose, excellents poisons pour la bactéridie et inoffensifs pour l'organisme. Ces agents, on les a presque : c'est l'acide phénique, qui n'est pas un antiseptique universel, mais qui est un antiseptique puissant, et qui a donné des succès incontestables au Dr Déclat dans le traitement du charbon et de la pustule maligne; ce sera peut-être l'hydrogène sulfuré, si l'on vient à trouver qu'il peut, à un certain état de dilution dans l'air, ne pas nuire au malade, et être cependant nuisible à la bactéridie, comme il l'est déjà, à ce degré là, d'après les expériences récentes de M. Froschauer, au microbe de la septicémie, au microbe de la clavelée ou variole des moutons.

Une méthode de traitement qui aurait donné quatre guérisons sur cinq cas, a été instituée par M. Louvrier : ce vétérinaire y est arrivé empiriquement; mais les études de M. Pasteur en expliquent l'assez fréquente efficacité. Elle consiste dans l'emploi d'une véritable *étuve artificielle :* on donne à l'animal deux bouteilles de café sucré; on pratique des frictions irritantes avec parties égales d'ammoniaque et d'essence de térébenthine; on enveloppe alors le sujet, grâce à un drap pour le corps et à de vieux pantalons pour les membres, de regain, dont la vertu fermentescible est accrue par des aspersions de vinaigre fort et chaud; on recouvre le tout d'épaisses couvertures chaudes. On renouvelle le regain, après de nouvelles frictions, tous les jours, pendant 3 ou 4 fois 24 heures. On administre, en même temps, des lavements émollients, et on soumet l'animal à une diète sévère, assurée par une muselière. Après trois ou quatre jours, on découvre peu à peu le malade, s'il paraît être mieux; on commence à l'alimenter avec des carottes, du pain, du son, du sel; on ajoute peu à peu à ces premiers ingrédients du foin, de la paille hâchée, et on ramène peu à peu le régime normal. — On comprend le mode d'action de la médication : elle élève la température du sang et, nuisant ainsi à la pullulation de la bactéridie plus qu'à l'oxygénation des globules, elle fait triompher les derniers : c'est l'expérience de la poule contractant le charbon à 39° et en triomphant à 40.

3° *Préservation du charbon.* — Les études de ces dernières années ont conduit les expérimentateurs à la découverte de deux méthodes de préservation des animaux contre les atteintes du charbon. La première en date est celle de M. le Dr Toussaint, professeur de physiologie à l'École de médecine et de pharmacie et à l'École vétérinaire de Toulouse; la deuxième est celle de MM. Pasteur, Chamberland et Roux. Cette dernière doit à l'illustration du nom de son principal auteur d'avoir été promptement vulgarisée, tandis que la première, arrêtée dans son étude par une longue maladie de son inventeur, n'a pu arriver à précision que récemment, et grâce à l'intervention de l'éminent M. Chauveau, de Lyon, qui, touché de l'infortune de M. Toussaint, a voulu parachever l'œuvre de celui qui avait été son élève et qu'un état maladif arrêtait ainsi à la porte du Temple de la Renommée.

Les deux méthodes sont basées sur le défaut de récidive de l'affection charbonneuse. Elles consistent à administrer aux animaux qu'on veut protéger un charbon bénin empêchant la production ultérieure d'un charbon grave.

M. Chauveau a proposé, dans ce but et après avoir étudié les effets comparatifs de petites et de hautes doses, d'administrer une quantité minuscule du liquide virulent : il laisserait ainsi à l'économie le temps d'organiser la défense, et, de fait, les globules du sang, attaqués d'abord par peu d'ennemis, arrivent à en avoir raison s'ils sont bien constitués, s'ils appartiennent à un individu vigoureux. Mais il n'en est pas de même si l'animal est débilité par une mauvaise alimentation, par des maladies récentes ou par d'autres causes, et cet *aléa* ne permet pas d'adopter, dans la pratique, la méthode de M. Chauveau.

Il faut procéder, pour réussir dans tous les cas, non en diminuant la quantité du virus, mais en diminuant sa qualité nocive. M. Toussaint parvient à ce résultat par la seule action de la chaleur [1]; MM. Pasteur, Chamberland et Roux, par l'action combinée de la chaleur et de l'air. Examinons successivement chacune des deux méthodes.

(A) *Méthode Toussaint.* — Il était rationnel de demander à une température élevée l'atténuation du microbe : tous les êtres vivants succombent si on les porte à une certaine température pendant un certain temps, le temps nécessaire à leur mort étant évidemment en raison inverse du degré thermométrique maintenu; avant la destruction de tous les filaments bactéridiens, il doit y avoir évidemment mort de quelques-uns et affaiblissement des autres. Si on insère dans le sang cet ensemble de morts et de mourants, il y végètera mal, ne pourra pas soutenir la lutte contre les globules rouges, sera vaincu par conséquent, mais aura pu séjourner assez dans l'organisme pour tenir lieu de première atteinte du charbon et empêcher toute récidive.

C'est, en effet, ce qui arrive, et on préserve les animaux contre les affections charbonneuses en leur faisant une première inoculation de sang charbonneux chauffé à 50° pendant 15 minutes, et, 15 jours après, une deuxième inoculation de sang charbonneux chauffé à 50° pendant 10 minutes. Ce dernier virus, qui n'a pas eu autant que l'autre le temps de s'atténuer, pourrait entraîner la mort s'il n'avait pas été précédé de

---

[1] Il y est arrivé aussi par l'addition d'un dixième de phénol au sang charbonneux défibriné; mais ce procédé n'a pas été réglementé.

l'insertion du premier, et, à son tour, il protège l'organisme contre les effets du virus fort (virus appelé par M. Pasteur *virus virulent*).

Ces deux opérations successives jouent, par rapport au charbon, le rôle du vaccin par rapport à la variole : aussi les appelle-t-on *vaccinations* (vaccinations charbonneuses). Par suite du même rapprochement, on nomme *vaccins* les virus atténués : le sang charbonneux chauffé 15 minutes est le *vaccin charbonneux du 1er degré*, celui chauffé 10 minutes le *vaccin charbonneux du 2me degré.*

Voilà la méthode. Donnons maintenant quelques règles de détail :

Il est bon de se servir du sang d'un cochon d'Inde ayant succombé à l'inoculation du virus virulent : on laisse ce sang se coaguler, on écrase les caillots dans un mortier et on passe au travers d'un linge pour avoir le sang défibriné ;

Toute la masse sanguine doit être instantanément portée à la température voulue et instantanément refroidie, — résultat auquel on arrive en enfermant le sang dans des petits tubes d'un millimètre de diamètre scellés aux deux bouts, en immergeant ces tubes dans de l'eau au degré voulu et pendant le temps voulu, pour les immerger ensuite dans de l'eau froide.

Les vaccinations se font, le lendemain au plus tard, avec la pointe d'une lancette à peine chargée ; on pratique sur chaque animal deux ou trois larges piqûres sous-épidermiques à la face interne d'une oreille ; et, pour diminuer les chances de production de phénomènes locaux, on opère la deuxième fois du côté opposé à celui qui a servi la première.

En une heure, avec un cochon d'Inde, on peut préparer le vaccin nécessaire à la vaccination de 500 moutons.

(B) *Méthode Pasteur, Chamberland et Roux.* — L'atténuation se fait, à la fois, ici par une température élevée et par l'action prolongée de l'air : bien que la bactéridie respire comme nous, elle est troublée, dans sa végétation et dans sa reproduction, par une grande quantité d'oxygène, — que cette grande quantité provienne, comme dans des expériences dues à M. Paul Bert, d'une augmentation de pression, — ou qu'elle provienne d'une action prolongée.

On opère non plus sur la bactéridie du sang, mais sur celle des liquides de culture. On maintient indéfiniment, dans un ballon particulier désigné sous le nom de *ballon-Pasteur*, un de ces liquides, en contact avec de l'air privé de tous germes et à la température de 42-43°. Dans ces conditions, la bactéridie ne donne pas de spores, sa prolifération par fissiparité est très atténuée, et sa végétation ralentie. Si, chaque jour et par des inoculations faites aux animaux, on essaie la virulence du liquide ainsi traité, on s'aperçoit que cette virulence diminue peu à peu, que le liquide ne tue plus tous les moutons dans lesquels on l'insère, qu'il n'en tue qu'une partie, par exemple 0,75; plus tard, il ne fait plus que la moitié des victimes attendues; plus tard encore, il devient incapable de tuer le mouton, et il faut s'adresser à un cochon d'Inde pour démontrer sa virulence; après huit jours, il cesse de pouvoir tuer le cochon d'Inde pour peu que celui-ci ait d'âge, il n'a d'effet mortel que sur celui d'un jour.

Ce n'est pas que cette bactéridie, ainsi cultivée sur un terrain spécial, à l'air et à haute température, ne puisse plus donner de germes : elle en donnera si on la cultive de nouveau à la température de 30 à 35°, et, chose étonnante, ceux-ci n'auront pas la même virulence que ceux du début, ils n'auront que la virulence atténuée de la bactéridie qui leur aura donné naissance. En sorte que les variétés, de moins en moins actives, engendrées par le maintien à l'air et à 42-43°, sont plus que des variétés : elles constituent des *races*, susceptibles de se reproduire, avec maintien de leurs caractères, par la germination de leurs spores.

Ce sont des *races*, disons-nous; elles ne constituent que cela, et nous allons montrer, en effet, qu'elles n'ont pas cessé d'appartenir à la même espèce. Que serait-il arrivé si, cessant de cultiver la vigne française lors de l'apparition de l'*Oïdium* par exemple, avant l'introduction des vignes américaines, on avait abandonné cette vigne à ses conditions naturelles? Les différences de cépage à cépage auraient peu à peu disparu, et tous les pieds en seraient venus, à la longue, à se confondre dans le même type primitif, le type du *Vitis vinifera* de L. C'est exactement ce qui arrive avec les variétés de bactéridies obtenues par MM. Pasteur, Chamberland et Roux : elles reviennent toutes au type *virulent* quand on les cultive exclusivement dans leur milieu naturel (le sang). Il faut seulement ici qu'un homme sagace intervienne parce que les bactéridies les plus atténuées ne peuvent éclore ou végéter que dans un petit nombre de sangs. Supposons, par exemple, qu'on prenne la race qui ne tue que les cochons d'Inde d'un jour : en la cultivant quelque temps dans le sang de ces animaux, on lui donnera la faculté d'être virulente pour les cochons d'Inde plus âgés; la transportant alors sur ceux ci, on la ramènera à la race qui tue tous les cochons d'Inde et quelques moutons; passant alors au sang de ces derniers animaux, on ne tardera pas à avoir la race absolument *virulente*, race qui tue 100 p. 100 des moutons qui la reçoivent et qui est ici le véritable type spécifique, le type *Bacteridium anthracis*.

Chaque degré de virulence est un vaccin protecteur contre les effets du degré supérieur. On entrevoit dès lors la prophylaxie du charbon : le virus atténué va protéger l'organisme contre les effets terribles du virus intense.

Il serait téméraire d'effectuer cette protection en un seul temps, puisqu'on a les moyens de l'opérer en plusieurs. On ne peut, d'autre part, multiplier outre mesure les opérations; M. Pasteur s'est arrêté à deux.

Le premier des virus choisis par lui (virus de la première vaccination) est celui qui s'est atténué jusqu'au point de tuer encore le cobaye, mais non plus le mouton. Le deuxième (virus de la deuxième vaccination) est celui qui, administré d'emblée, tue 50 p. 100 environ des moutons qui le reçoivent. Le plus atténué des deux se nomme *premier vaccin*, l'autre *deuxième vaccin*.

On administre ces virus à l'aide de la seringue de Pravaz, dont voici un spécimen, et qui est très connue depuis la généralisation de l'emploi des *piqûres de morphine.* La tige graduée de la seringue est munie d'un curseur qu'on arrête où on veut et qui limite l'injection à la dose de liquide fixée d'avance. La seringue est d'un centimètre cube; elle a généralement huit divisions, et une de ces divisions suffit pour les animaux de l'espèce ovine; il est plus sûr d'en employer deux, soit 1/4 de centimètre cube, pour les animaux de l'espèce bovine.

La piqûre est faite à la face interne de la cuisse chez les *ovins;* un aide prend l'animal par les pattes de devant et, comme vous le voyez faire sous vos yeux, le tient, ventre à l'air, dans la position assise; l'opérateur fixe les pattes de derrière par un pied et a les deux mains libres (mais une seule suffit) pour opérer; il prend la seringue entre le pouce et l'index, enfonce la pointe sous la peau un peu obliquement, rend l'instrument presque parallèle à l'enveloppe cutanée, le saisit entre l'index et le médius, enfonce le piston avec le pouce jusqu'à l'arrêt, et retire la seringue. — C'est ce que je fais sur le mouton que voici, et ce qui, vous le voyez, est bientôt réalisé.

On opère à l'épaule chez les *bovins;* des ciseaux courbes préparent le terrain en enlevant les poils; l'opérateur fait alors un pli à la peau avec la main gauche, et avec la droite il présente la pointe de son instrument perpendiculairement au bourrelet de ce pli, faisant, dans les deux sens, tourner la seringue entre le pouce et l'index, jusqu'à ce qu'il sente que la pointe de la canule est rendue au beau milieu du pli; il laisse alors la peau s'étaler et donne à son instrument une direction presque horizontale, après quoi il pousse le piston jusqu'à l'arrêt et retire avec soin la seringue et la canule. — Il va sans dire qu'il faut pour les taureaux, bœufs ou vaches, des moyens de contention tout particuliers.

La deuxième vaccination, et quelquefois la première, déterminent ou peuvent déterminer des œdèmes au lieu de l'injection. Pour diminuer les chances de production de ces phénomènes locaux, il est prudent d'opérer la deuxième vaccination du côté opposé à celui qui a servi à la première.

Après les expériences de laboratoire qui servirent, dans les premiers mois de 1881, à établir toute cette règlementation, M. Pasteur reçut, de la part de la Société d'Agriculture de Melun, des propositions d'essai en grand. Elles furent accueillies avec empressement. Un projet d'expériences fut rédigé, et on se donna rendez vous, pour le 5 mai, à Pouilly-le-Fort, près Melun, dans une ferme appartenant à M. Rossignol, médecin vétérinaire. 25 moutons, deux fois vaccinés à une quinzaine de jours de distance, furent, le 31 mai, comparés à 25 moutons *neufs* : l'inoculation du virus virulent tua, en 48 heures, tous ces derniers, et ne fit périr aucun des premiers. Le 3 juin, une des brebis vaccinées mourut : on l'ouvrit; on ne trouva chez elle aucun signe de charbon; mais elle avait dans l'utérus un agneau qu'on estima être mort depuis 12 ou 15 jours, et c'est à cette circonstance que les vétérinaires présents attribuèrent le décès.

Peu de temps après, de nouvelles expériences furent faites, pour l'instruction des élèves, dans diverses Écoles vétérinaires, notamment à Alfort : on vit dans ce dernier Établissement 2 moutons *neufs* périr en deux jours de l'inoculation du virus virulent, 2 moutons vaccinés supporter très bien, au contraire, cette même inoculation.

Dès lors, l'opinion était faite, le fléau était vaincu, une opération sans dangers pouvait en préserver les animaux. Le Ministre de l'Agriculture n'hésita pas à sanctionner la grande découverte en faisant nommer, dans la Légion d'honneur, M. Pasteur grand-croix, MM. Chamberland et Roux chevaliers.

M. Pasteur a remis à des mains exercées la culture des deux vaccins et le soin des instruments. Nous disons « le soin des instruments », car ces derniers ne doivent pas seulement être tenus dans un grand état de propreté. Il importe, surtout après l'opération vaccinale du second degré, de passer au feu, pour en détruire tous les germes adhérents, la canule d'acier, d'ailleurs aisément séparable. Un seul microbe du second degré, venant à pénétrer chez un des moutons d'un lot opéré pour la première fois, pourrait suffire à déterminer chez lui des accidents graves, et peut-être la mort.

C'est à M. Boutroux, rue Vauquelin, 28, à Paris, qu'a été confié le service général des vaccinations charbonneuses. Tout vétérinaire diplômé peut s'adresser à cet honorable représentant de M. Pasteur; le praticien désigne le moment où il se propose d'opérer, et le nombre de têtes de petit et de gros bétail sur lequel portera la vaccination, et, au moment voulu, par grande vitesse et en même temps que la seringue à utiliser, il reçoit le virus, sous forme d'un liquide de la couleur d'un bouillon clair, et renfermé dans un tube spécial d'où la seringue peut aisément l'extraire par aspiration (1). Ce tube est lui-même bien emballé dans une petite caisse. Voici un échantillon de celle-ci et de celui-là.

Le prix des vaccins a été fixé à 10 centimes par tête de petit bétail, 20 centimes par tête de gros bétail, location de la seringue comprise.

Grâce à toutes ces dispositions, les vaccinations charbonneuses sont entrées dans les mœurs des gens du Nord, et c'est aujourd'hui par centaines de mille de têtes de moutons et par dizaines de mille de têtes de gros bétail que l'on compte les animaux qui ont reçu le bienfait de cette pratique.

— Si nous comparons maintenant les deux méthodes de préservation qui viennent d'être exposées, nous ne pourrons nous empêcher de donner la préférence à la dernière au point de vue des chances d'introduction dans la pratique agricole. On l'a vu, le sang préparé pour les vaccinations-Toussaint doit avoir été retiré de l'animal depuis 24 heures tout au plus : il est donc

(1) M. Colin vient de construire, sur les indications de M. Chamberland, une seringue à réservoir permettant de vacciner sans interruption 50 moutons ou 25 bœufs.

impossible de faire une grande provision de vaccin de chaque sorte; ce vaccin ne se conserverait pas, tandis que la conservation des deux virus-Pasteur est assurée par leur état sporifère. Le procédé-Toussaint exigerait, en outre, que le Service général des vaccinations charbonneuses eût constamment des cochons d'Inde à sa disposition, qu'il entretînt constamment le fléau sur des animaux, produisant ainsi des morts inutiles et créant des dangers de contamination bien plus grands que ceux qui peuvent résulter de la culture des races bactéridiennes dans du bouillon de poule neutralisé. Ce même procédé est d'une manipulation bien plus longue, chaque préparation de tube exigeant autant de temps qu'une préparation de ballon et fournissant bien moins de produit. La méthode-Toussaint enfin ne permettrait pas l'expédition des vaccins à de très grandes distances.

M. Chauveau a si bien compris lui-même l'infériorité de la méthode de son élève, qu'il a cherché à remplacer les vaccins de sang par des vaccins consistant en des liquides de culture qui, après 20 heures de maintien à 42°, séjournent 1, 2, 3 ou 4 heures dans une étuve à 47°. Ceux qui ont le plus séjourné dans ce thermostat sont évidemment des premiers degrés, les autres des degrés supérieurs. — A l'heure où nous exposons ces nouveaux faits, nous n'avons pas de renseignements plus étendus sur leur compte; nous croyons toutefois à un défaut de maintien du degré de virulence chez tous les vaccins produits par la seule action de la chaleur, sans aucune intervention de la part de ce grand agent de sporiparité qui s'appelle l'air atmosphérique.

La méthode Pasteur, Chamberland et Roux, nous paraît donc conserver sa supériorité. Elle a toutefois un inconvénient, qu'a manifesté la campagne de 1882 : c'est que le temps affaiblit les virus, surtout celui du premier degré. A la reprise des vaccinations, après les vacances de 1881, on employa les vaccins qui avaient fait leurs preuves à Pouilly-le-Fort, et on eut quelques cas, fort peu nombreux sans doute, mais enfin quelques cas de mort par le charbon épizootique, malgré les deux vaccinations. — Il faudra donc, mais de temps en temps, tous les 3 ou 4 mois par exemple, refaire les virus des 2 degrés.

Il y a eu aussi quelques cas de mort par le charbon, après la deuxième vaccination, sur des animaux maigres, mal nourris. C'est ce que M. Duclaux a observé sur des moutons des hauts pâturages de l'Auvergne. Le même vaccin du second degré, administré (après celui du premier) à des moutons mieux nourris, n'en a tué aucun. — Il sera donc sage de pratiquer surtout les vaccinations sur des troupeaux en bon état, — les plus intéressants à conserver, après tout.

Pour parer aux inconvénients résultant de la perte d'animaux par le fait des vaccinations, M. Pasteur propose d'organiser entre les intéressés une assurance mutuelle spéciale : si le nombre des adeptes de la méthode était tant soit peu important, une somme de 10 centimes par Ruminant vacciné constituerait un fonds de réserve suffisant.

— La Société d'Agriculture de la Gironde a procédé, au printemps dernier, à la vérification solennelle de la méthode-Pasteur : les expériences ont eu lieu, en Bas Médoc, chez M. Bert, maire de Talais, qui a fait vacciner aux 2 degrés une vingtaine de têtes de gros bétail et 488 moutons. 2 des bovins et 18 des ovins ainsi préparés ont été ensuite comparés avec une vache et 9 béliers ou brebis *neufs*. Les 30 animaux ont été soumis, dans une même séance, à ce que M. Bouley appelle l'*inoculation critère :* on leur a injecté sous la peau des doses, égales pour les animaux de la même espèce, de *virus virulent,* provenant du laboratoire de M. Pasteur, avec lequel nous étions en communication par l'entremise d'un des élèves distingués de ce laboratoire, actuellement professeur à notre Faculté des Sciences, l'honorable M. Gayon. Une Commission, dont j'ai été le rapporteur, a rendu compte de tous les faits observés et a discuté les conséquences à en tirer : elle a conclu en disant qu'il y avait eu là une remarquable consécration de l'innocuité et de l'efficacité de la méthode-Pasteur.

Ces conclusions, depuis leur adoption, ont été confirmées par les évènements : une enzootie charbonneuse s'est déclarée dans le pays d'élevage dont Talais est le centre, et, tandis qu'elle faisait de nombreuses victimes tout autour du domaine de M. Bert, elle respectait celui-ci. C'est là ce qu'a pu annoncer avec satisfaction lors de la dernière fête de la Société d'Agriculture de la Gironde, son président d'alors M. Richier.

— La découverte de l'atténuation des virus et de leur transformation en vaccins a excité la jalousie d'un prussien, le Dr Koch, qui, après avoir fait quantité d'objections auxquelles il a dû renoncer ensuite, est allé jusqu'à prétendre que l'infection charbonneuse naturelle est plus dangereuse que l'inoculation, — en sorte que cette dernière n'est pas un bon moyen de juger de l'efficacité des vaccinations.

Il était absolument contraire au bon sens de venir dire qu'un virus qui tue en altérant le sang atteindra d'autant mieux ce liquide qu'on le mettra moins directement en contact avec lui. Mais peu importe la raison à celui qui cherche une « querelle d'Allemand ».

M. Koch prétend s'appuyer sur des expériences : en donnant à manger des pommes de terre munies de spores bactéridiennes à 7 moutons qu'une double vaccination avait rendus réfractaires à l'inoculation critère, il a pu en faire périr 2 du charbon. Or, dit-il, c'est par les aliments que les troupeaux contractent le charbon dans la nature. — Tel est le fait cité; mais hâtons-nous de dire qu'il est en complète contradiction avec les résultats obtenus par MM. Pasteur et Chamberland : ces expérimentateurs ont constaté, en effet, une mortalité de 100 p. 100 quand ils ont administré le charbon à des moutons neufs par inoculation, une mortalité de 33 p. 100 seulement quand ils l'ont administré, en spores, par les voies digestives.

Rien ne saurait prévaloir, du reste, contre l'observation en grand : nous venons de signaler l'immunité, après vaccination, des troupeaux de M. Bert au milieu des autres troupeaux de Talais décimés par une enzootie récente. M. Boutet, vétérinaire en Beauce, après les vaccinations de 1882, a vu la mortalité par le charbon descendre au cinquième de ce qu'elle est habituellement dans les années très humides.

— Combien de temps durera l'immunité acquise? On n'en sait rien; mais ce temps fût-il court que le service rendu serait considérable, car il s'agit le plus souvent d'animaux de boucherie, finissant prématurément leur carrière.

— Je termine cette Conférence, Mesdames, Messieurs, en vous remerciant de l'attention que vous avez bien voulu me prêter, et en vous priant, maintenant que vous êtes aussi convaincus des faits que satisfaits des explications, de répéter partout ce que vous avez ouï dire ici. Nous avons tous pour devoir de nous mettre, le plus possible, au courant des grandes découvertes que quelques-uns réalisent pour le profit des masses, mais aussi et ensuite de contribuer à répandre ces découvertes.

Dans l'exposé que je viens de faire j'ai eu occasion de citer bien des noms : il n'en est aucun qui ne doive s'effacer devant celui de M. Pasteur, l'immortel auteur de l'art de séparer les microbes et d'étudier leurs mœurs dans le double but de favoriser les auxiliaires de l'industrie et de la vie humaines, et de combattre les ennemis de l'une et de l'autre.

Si tous les savants dont je vous ai parlé pouvaient être présents dans cette enceinte, ils se joindraient à nous, à l'exception de Koch le prussien, pour acclamer le grand français en lui disant ce que Dante disait à Virgile, ce qu'Augustin Thierry voulait que tout historien déclarât à Châteaubriand :

Tu duca, tu signore, e tu maestro!

Bordeaux. — Imp. G. Gounouilhou, rue Guiraude, 11

www.ingramcontent.com/pod-product-compliance
Ingram Content Group UK Ltd.
Pitfield, Milton Keynes, MK11 3LW, UK
UKHW021815190726
13853UKWH00003B/1007